AF475122

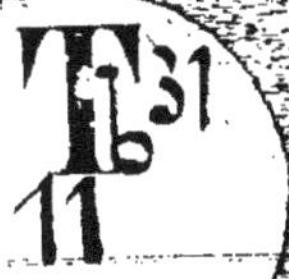

LETTRE CIRCULAIRE

A CHACUN DE MM. LES MEMBRES TITULAIRES DE L'ACADÉMIE IMPÉRIALE DE MÉDECINE DE PARIS

PIÈCES CONCERNANT L'ABSORPTION CUTANÉE

ET

BIBLIOGRAPHIE DES OUVRAGES PUBLIÉS SUR CE SUJET

PAR

M. LE PROFESSEUR SCOUTETTEN

DOCTEUR EN MÉDECINE, OFFICIER DE LA LÉGION D'HONNEUR,
COMMANDEUR DES ORDRES IMPÉRIAUX DE SAINT STANISLAS DE RUSSIE
ET DU MEDJIDIÉ DE TURQUIE, ETC.;
MEMBRE DE L'ACADÉMIE IMPÉRIALE DE METZ, MEMBRE CORRESPONDANT
DE L'ACADÉMIE IMPÉRIALE DE MÉDECINE DE PARIS;
MEMBRE HONORAIRE DE L'ACADÉMIE ROYALE DE MÉDECINE DE BELGIQUE;
MEMBRE CORRESPONDANT DES ACADÉMIES ET SOCIÉTÉS
SAVANTES DE TOULOUSE, NANCY, WILNA, CONSTANTINOPLE, ETC.

METZ

IMPRIMERIE F. BLANC, RUE DU PALAIS

1869

RECHERCHES

CONCERNANT

L'ABSORPTION CUTANÉE

ET

BIBLIOGRAPHIE DES OUVRAGES PUBLIÉS SUR CE SUJET,

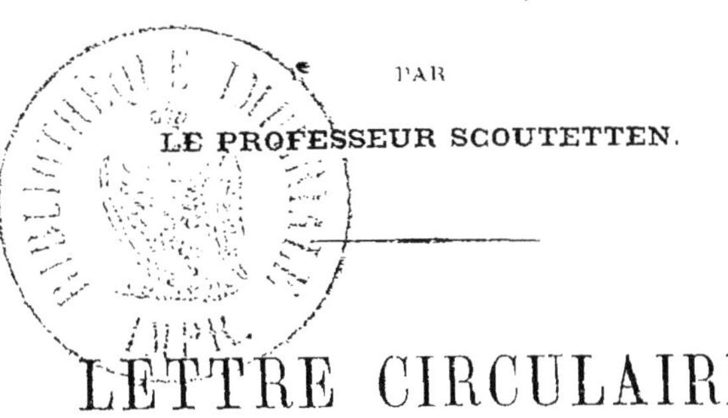

PAR

LE PROFESSEUR SCOUTETTEN.

LETTRE CIRCULAIRE

A CHACUN DE MM. LES MEMBRES TITULAIRES DE L'ACADÉMIE IMPÉRIALE DE MÉDECINE DE PARIS.

« Metz, le 28 mars 1869.

» Monsieur et très-honoré confrère,

» J'ai l'honneur de vous adresser un exemplaire de mon dernier travail sur l'*absorption cutanée ;* je désire qu'il puisse vous intéresser ; le sujet présente, en effet, une importance de premier ordre; c'est sur lui que s'appuie, en grande partie, l'hydrologie médicale, mode de traitement très-efficace et qui a pris un développement si considérable, qu'en France, seulement, plus de cinq cent mille personnes y ont recours chaque année.

» Quelques médecins paraissent craindre qu'un

changement de doctrine ne détermine une révolution contraire à leurs intérêts; ils se trompent : ce n'est point en rectifiant une erreur qu'on amoindrit la valeur d'un moyen médical; sans doute des amours-propres d'auteurs pourront souffrir passagèrement de l'abandon de théories en l'honneur desquelles de gros volumes ont été écrits; ce sont les inconvénients que le progrès amène toujours avec lui, mais ils ne suffisent pas pour arrêter indéfiniment la marche de la vérité.

» Voilà plus d'un siècle que les médecins discutent la question de l'absorption cutanée; elle a eu, depuis Haller, des défenseurs et des antagonistes, preuve évidente de l'insuffisance des faits et des arguments qui défendaient l'une ou l'autre opinion; nous croyons avoir été assez heureux pour éviter l'erreur et découvrir enfin la vérité.

» Notre travail terminé nous nous sommes empressé de le soumettre au jugement de l'Académie, espérant qu'il provoquerait un examen sérieux; il n'en a rien été : le bureau de cette savante compagnie, au lieu de nommer une commission composée de plusieurs membres, ainsi que l'indiquaient l'usage et l'importance de la question, n'a désigné qu'un seul membre qui, séance tenante, s'est déclaré hautement l'adversaire de l'opinion qu'il est appelé à contrôler.

» Ce n'est point ainsi que la science peut progresser; aussi je crois répondre à vos sentiments d'équité en appelant votre attention sur des procédés qui, en s'éloignant des convenances confraternelles, semblent aussi indiquer une regrettable indifférence.

» Quant à ma personne, bien que rangée dans la catégorie des doyens des médecins de France, elle ne se sent pas blessée; elle constate l'affaiblissement d'autorité d'un corps savant qui, toujours, devrait donner les premiers encouragements aux hommes laborieux et indépendants ; elle en souffre depuis plusieurs années et elle exprime ce sentiment avec regret dans la lettre qui suit.

» Veuillez agréer, très-honoré confrère, l'expression des sentiments les plus distingués de votre serviteur.

» SCOUTETTEN. »

A Monsieur le Rédacteur en chef du Journal la Réforme médicale.

« Metz, le 20 janvier 1867.

» Très-honoré confrère,

» Vous avez eu une bonne pensée en élevant une tribune où pourront se produire les aspirations vers le progrès. Évidemment les doctrines médicales actuelles ne sont plus que les échos affaiblis du passé, elles sont sans force, elles manquent de base et croulent de tous côtés. La médecine, quoi qu'on ait dit, n'est pas encore une science, elle manque, pour s'élever à cette hauteur, d'un principe qui domine et explique les faits.

La médecine aujourd'hui représente la chimie ou mieux encore l'alchimie du XIVe siècle ; chacun a son petit secret et sa petite méthode ; non-seulement il y a la médecine allemande, française, italienne, anglaise, etc. ; mais il y a la médecine de M. A, de M. B, etc. La médecine, en ce moment, est comme un vaisseau désemparé, sans boussole, ni pavillon ; on aperçoit bien sur le pont quelques individualités brillantes, mais point de capitaine tenant le gouvernail. Depuis le commencement de l'histoire de la médecine, on n'a jamais vu semblable désarroi ; plus de doctrine, plus de principes vrais ou faux ; on ne veut que des faits, toujours des faits. Il en faut, sans doute, et beaucoup même, pour établir une science, mais il faut aussi un principe pour les relier, les coordonner, les expliquer. Que seraient les innombrables faits chimiques actuels si la loi de l'affinité et des équivalents ne servait à les grouper et à les expliquer? Il en est de même de l'astronomie, de la physique, etc. La médecine ne peut faire exception. Les plantes, les animaux, l'homme sont soumis, dans des conditions diverses, aux mêmes lois organiques, chimiques et vitales. Les manifestations de ces lois sont en rapport avec le degré de perfection des organes, ou si vous permettez une expression un peu risquée, ces manifestations sont les équivalents de l'organisme, c'est-à-dire de la nature des tissus, du nombre des organes, de leur perfection et de leur activité fonctionnelle.

» Quant à la cause première, je ne la recherche point; je m'incline devant la toute-puissance divine ; le secret de la vie, et même celui qui se rattache à la transmission de la vie, nous échappe et nous échappera sans doute toujours; s'il nous était permis de le découvrir, nous serions élevés au rang de créateurs ; ce pouvoir suprême nous est à jamais refusé !

» La médecine ne peut donc aspirer qu'à la connaissance des lois qui favorisent le maintien régulier et la transmission de la vie, puis, au rétablissement de la santé lorsqu'elle est troublée : de là, la physiologie, l'hygiène, la thérapeutique.

» Toutes ces questions m'ont beaucoup occupé depuis plusieurs années; elles m'ont conduit à des recherches qui ont amené la découverte de la production constante, incessante, de l'électricité au contact des deux sangs, rouge et noir, contenus dans l'intérieur de tous nos tissus.

» Ce fait important, communiqué à l'Institut, a donné

lieu à une grande discussion avec M. Béclard, discussion à laquelle tous les savants de l'Europe, Allemands, Anglais, Italiens, etc., ont bien voulu prendre part; mais malgré les preuves incontestables démontrant l'exactitude du fait, les médecins français ont gardé le silence; la conversion n'est pas faite, ou plutôt je ne suis pas encore compris. Je n'en suis pas surpris, c'est ainsi que les choses se passent pour les événements qui devancent un peu leur époque.

» Agréez, etc.

» SCOUTETTEN. »

A Monsieur le Président de l'Académie impériale de médecine de Paris.

« Metz, le 7 février 1869.

» Monsieur le Président,

» La communication intéressante faite par M. Tardieu à l'Académie de médecine, dans la séance du 4 février 1869, y a provoqué des remarques sur l'absorption cutanée. Cette fonction importante, si incomplétement connue, a été depuis longtemps l'objet de mes recherches; je viens de faire sur ce sujet un nouveau mémoire que j'ai adressé à la *Gazette des hôpitaux* et dont je vous donne copie.

» Comme la question de l'absorption cutanée sera très-probablement discutée dans une des prochaines séances de l'Académie, je rappelle mes travaux, je donne l'explication de tous les cas où l'absorption cutanée est possible ou impossible, et je déclare que la peau de l'homme, *lorsqu'elle est saine* et plongée dans un bain d'eau, se trouve dans des conditions qui rendent l'absorption impossible ; les expériences nombreuses et variées que j'ai faites rendent ma conviction si absolue que je n'hésite pas à m'offrir pour sujet d'expérimentation en entrant dans un bain chargé de substances vénéneuses, végétales ou minérales, n'ayant pas d'action corrosive sur la peau, et à y rester une heure.

» J'offre encore à l'Académie un prix dont elle fixera la somme, que j'accepte à l'avance, quelle qu'en soit l'importance, et qu'elle décernera elle-même.

» Je me rendrai à Paris dès qu'elle m'aura fait connaître ses intentions. Je ferai, si elle le juge convenable, des expériences devant elle, le tout à mes frais, car il n'y a plus à hésiter, le moment est venu de sortir des incertitudes qui divisent les médecins, il faut qne l'erreur des partisans de la non-absorption soit démontrée ou que les illusions de leurs adversaires soient constatées.

» La lutte sera longue et opiniâtre, car des intérêts viennent compliquer la question scientifique ; mais le devoir et la dignité professionnelle n'autorisent plus les hésitations ni les ajournements.

» Veuillez, Monsieur le Président, lire cette lettre dans la prochaine réunion de l'Académie, et agréez, etc.

» SCOUTETTEN. »

Cette lettre est restée sans réponse.

A Monsieur le Dr Le Sourd, directeur de la Gazette des Hôpitaux.

« Metz, le 4 février 1869.

» Très-honoré confrère,

» Je viens de lire dans le numéro 145, du samedi 12 décembre dernier, de votre utile et intéressant journal, un fait qui, selon l'auteur qui le rapporte, tendrait à faire admettre la possibilité de l'absorption par la peau plongée dans un bain d'eau. Ce fait a été signalé à la *Société de médecine pratique de Paris par le docteur Dupuy ;* il concerne une jeune dame âgée de vingt-six ans qui, après avoir pris un bain contenant 12 grammes d'arséniate de soude, éprouva des symptômes d'empoisonnement ; accident, ajoute le rédacteur du journal, qui apporte un nouvel appoint aux témoignages irrécusables qui *établissent la réalité de l'absorption.*

» L'assertion du rédacteur de l'article, étant en opposition complète avec la vérité scientifique, je voulais vous adresser immédiatement mes remarques et ma protestation, la maladie, à mon grand regret, est venue m'entraver.

» Nous supprimons de suite l'histoire des discussions auxquelles a donné lieu cet intéressant sujet depuis Haller jusqu'à nos jours, et nous nous demandons : La peau absorbe-t-elle ? A cette question, posée d'une manière aussi absolue, nous n'hésitons pas à répondre : Oui la peau absorbe, mais aussitôt nous ajoutons : Cette fonction peut être facilitée, entravée et même empêchée par des causes diverses que nous allons étudier ; en outre la peau peut être saine ou atteinte d'une affection morbide.

» Admettons d'abord qu'elle est saine et que ses fonctions s'accomplissent régulièrement ; dans cet état la peau est toujours enduite d'une couche huileuse incessamment fournie par les follicules sébacés.

» Ces éléments suffisent pour aborder la question qui nous occupe et pour démontrer l'impossibilité de l'absorption de l'eau par la peau saine plongée dans un bain ; trois ordres de faits confirment cette assertion ; on peut les ranger : 1° en preuves chimiques, 2° preuves physiques, 3° preuves physiologiques.

» 1° *Preuves chimiques.* La science enseigne et démontre que la graisse et les liquides aqueux ne sont pas miscibles; on peut bien, il est vrai, par une action mécanique, obtenir un mélange passager des deux corps, mais ce n'est là qu'une union de courte durée opérée par la division des molécules, mais comme ce n'est point une combinaison chimique durable, elle cesse aussitôt que la force qui produisait le mélange n'existe plus.

» L'étude de la structure anatomique du derme fait connaître que cette membrane renferme un grand nombre de petites glandes chargées de secréter un fluide huileux qui se répand sur toutes les parties du corps, sans exception aucune; le fait se produit en toute saison, mais surtout en été; souvent alors cette huile tache le papier lorsqu'on veut écrire, ou les étoffes lorsque les mains s'appuient sur elles.

» C'est cette matière huileuse, interposée entre l'eau et la peau, qui ne permet pas à cette membrane d'accomplir la fonction qu'elle possède réellement et à un haut degré : ce fait bien établi, la lumière se fait aussitôt, et on peut poser les règles suivantes :

» Tout liquide qui n'est pas miscible à la graisse ou ne peut la dissoudre, n'est point absorbable;

» Tout corps solide ou liquide, miscible à la graisse ou pouvant la dissoudre, est absorbable;

» Tous les gaz et tous les corps susceptibles de se volatiliser, excepté l'eau, sont absorbables par la peau.

» Il découle de ces faits, qu'il est impossible de contester que la couche graisseuse, qui enduit et protége la peau, empêche qu'elle ne soit mouillée lorsque nous sommes dans le bain; aussi remarquons-nous, lorsque nous en sortons, que les molécules aqueuses, qui adhèrent physiquement au tégument, se rassemblent en gouttelettes, glissent et forment plusieurs sillons qui laissent les intervalles libres et secs : c'est le même effet qui se produit chez les oiseaux aquatiques, dont les plumes ne se mouillent point parce qu'elles sont enduites d'une couche graisseuse.

» Si les conditions chimiques changent, la fonction d'absorption se rétablit : admettons qu'une pommade, composée d'axonge et d'une substance végétale ou minérale, soit employée à faire des frictions sur la peau, aussitôt ce corps gras se mêle à la substance huileuse de la peau, met le médicament en contact avec les vaisseaux absorbants, et la fonction s'accomplit. Il en sera encore de même si le médicament employé est un liniment huileux, ou bien de l'éther, du chloroforme, de l'alcool rectifié ou tout autre agent de nature analogue ; nous pouvons donc répéter, en nous appuyant sur les faits rendus incontestables par la science, que *tout corps solide ou liquide, miscible à la graisse ou pouvant la dissoudre, est absorbable ;* par contre, que tout corps solide ou liquide, qui n'est pas miscible à la graisse n'est point absorbable parce qu'il n'est pas en contact immédiat avec la peau.

» 2° *Preuves physiques.* Une expérience fort simple, facile à répéter, démontre à l'instant l'action isolante de la graisse, lors même qu'il n'en existe que des atomes imperceptibles à la surface de l'eau ; cette expérience repose sur le phénomène auquel du Trochet a donné le nom de *force épipolique :* force qui a été appliquée récemment par Lightfoot à la recherche des corps gras qui peuvent se trouver en petite quantité dans l'eau, et qui a été utilisée par le professeur Nicklès* pour parvenir au gain d'un procès qui se plaidait à Nancy, et

* Voir : Professeur Nicklès : *Recherches de chimie appliquée.* « Sur la recherche des corps gras au moyen de la force épipolique. » *Mémoires de l'Académie de Stanislas,* année 1865, p. 385 et suiv. — Voir aussi le *Journal de pharmacie,* année 1864, t. XLV, p. 105.

où il s'agissait de constater la présence d'une minime proportion de matière grasse dans les eaux d'un étang servant pour la teinture en rouge d'Andrinople.

» Cette expérience est très-facile à faire : prenez un verre à vin de Bordeaux, ou tout autre verre peu large, frottez-le avec un linge propre et sec pour le débarrasser de toutes les impuretés qui pourraient y adhérer, versez-y de l'eau distillée ou de l'eau de fontaine bien pure, faites-y tomber, à l'aide de la pointe d'un canif ou d'une aiguille, des lamelles très-fines de camphre bien pur ; pour plus de sûreté, coupez le morceau de camphre en deux et détachez les lamelles de camphre de la surface fraîche de l'une des parties qui n'ait pas été touchée par les doigts, car ce contact suffit pour empêcher le succès de l'opération en déposant des atomes d'huile : pour éviter cet inconvénient il faut envelopper le bout des doigts avec des petits morceaux de papier avant de toucher le camphre.

» Si, malgré ces précautions, les particules de camphre demeurent inertes, c'est qu'alors il y a une matière grasse en présence, dans ce cas la matière grasse ne peut provenir que du vase, qui, lors même qu'il a été rincé avec une lessive alcaline, a pu retenir un léger enduit de graisse ; l'enlever est indispensable à la réussite de l'expérience.

» On y parvient promptement, non par le frottage ou les lessives alcalines, mais simplement en faisant arriver dans le verre un filet d'eau qu'on laisse couler pendant que le liquide déborde ; on réussit si bien qu'en moins de quelques secondes on peut dégraisser des verres qui avaient servi à des expériences précédentes.

» Toutes ces précautions prises, le mouvement giratoire s'établit aussitôt que les lamelles de camphre sont sur l'eau. Si alors on plonge dans le liquide une baguette en verre, bien propre, dont l'une des extrémités a été frottée dans les cheveux, sur la tempe, le nez ou l'une des parties quelconques du corps, le mouvement giratoire du camphre s'arrête à l'instant; ce phénomène est si rapide qu'il étonne constamment les spectateurs.

» On démontre que c'est bien à la diffusion instantanée de la graisse sur l'eau que le phénomène doit être attribué en répétant l'expérience avec une baguette en verre parfaitement propre; alors le mouvement giratoire continue.

» Eh bien! ce qui se passe à l'égard du camphre se produit également lorsque le corps de l'homme est dans l'eau, la graisse l'isole, elle empêche le contact et rend l'absorption impossible.

» Plusieurs physiologistes, reconnaissant la difficulté, disons même l'impossibilité de démontrer l'absorption directe de l'eau par la peau, ont pensé qu'elle pouvait s'établir secondairement par imbition de l'épiderme ou par osmose. En effet, du Trochet a eu le grand mérite de démontrer que si deux liquides de densité différente et miscibles sont séparés par une membrane perméable à l'un des deux liquides au moins, il se produit deux courants inverses et inégaux en intensité; c'est ce phénomène qu'il a nommé *endosmose* lorsque le courant marche de dehors en dedans, et *exosmose* lorsque la direction est en sens inverse. Graham a donné le nom d'*osmose* à l'ensemble de ces phénomènes.

» La première condition pour que l'osmose puisse se produire, c'est que la membrane soit perméable et se laisse imbiber par le liquide qui la traverse. Or, dans le cas spécial qui nous occupe, la cloison menbraneuse, qui est la peau, semblerait devoir être éminemment perméable, puisqu'elle est percée d'un nombre incalculable de pores et que certaines parties de l'épiderme, spécialement celles des pieds et des mains, sont facilement imbibées par les liquides.

» Mais des obstacles insurmontables s'opposent à l'accomplissement du phénomène : 1° la présence de la graisse qui occasionne l'isolement ; 2° la vitalité de la membrane qui s'oppose à l'échange des liquides, l'osmose, en effet, est un phénomène purement physique.

» Lorsque l'homme est dans le bain, on expérimente avec des tissus vivants et non avec des matières inertes ou des corps privés de vie. « D'ailleurs, dit le professeur Longet, que de différences l'état de vie et la circulation ne doivent-ils pas établir entre les effets endosmosiques obtenus sur le vivant et ceux qu'on observe sur le cadavre ! Évidemment il répugne au physiologiste de comparer une expérience dans laquelle deux liquides immobiles sont isolés par une membrane inerte, avec le cas où d'abord l'un des deux liquides est mû d'une impulsion rapide, où aussi la membrane intermédiaire est parcourue en tous sens par mille courants qui ne laissent jamais son tissu se gonfler et qui entraînent le fluide à absorber au fur et à mesure de son introduction.

» La nature et l'état des fluides, l'état physique des membranes, la disposition de leurs pores et partant le degré de perméabilité, rien ne se ressemble dans les deux cas. Ajoutons surtout qu'il ne saurait être permis au physiologiste de se borner à considérer, à l'instar des physiciens, les phénomènes physiologiques de l'absorption sous le seul rapport de l'imbibition et de l'endosmose. Il lui faut aussi connaître les changements de propriété et d'état moléculaire que subissent certaines substances pendant l'absorption, et étudier les modifications que les agents environnants, l'influence nerveuse, l'état de repos ou de mouvement, l'énergie variable de la circulation, les affinités différentes des substances par les tissus, l'état de maladie, etc., peuvent imprimer à cet acte important *. »

» 3° *Preuves physiologiques*. La première nous est offerte par la nature elle-même, elle est incontestablement la plus complète ; elle se rapporte à l'enfant qui vient au monde et qui a passé toute son existence utérine dans un bain formé par l'eau de l'amnios : si la peau absorbait, les reins secréteraient nécessairement, la vessie serait distendue par l'urine, et comme elle ne pourrait pas être expulsée, il y aurait trouble considérable dans les organes urinaires et dans tout l'organisme.

» A quelle cause faut-il rapporter l'obstacle à l'absorption? Précisément à l'enduit sébacé qui recouvre toute la peau; les auteurs sont d'un avis unanime sur ce point; voici comment s'exprime l'un d'eux* : « L'absorption de l'eau par l'enveloppe cutanée est entièrement à démontrer. Dans les derniers mois de la gestation, l'enduit sébacé qui recouvre souvent la plus grande partie du fœtus rendrait à cette époque la pénétration impossible**. »

» A ce fait physiologique ajoutons encore la remarque que la structure même de l'épiderme est un obstacle au passage des liquides; cette membrane, formée de lamelles imbriquées, ne permet pas même à l'eau de s'échapper lorsqu'elle est contenue dans des vésicules formées par des vésicatoires ou par des brûlures; Magendie en a fait la remarque depuis longtemps, et chaque jour on peut en vérifier l'exactitude : dans cette circonstance, la présence d'un corps gras n'est pas même nécessaire pour faire obstacle au passage du liquide.

* Longet, *Traité de physiologie*, t. Ier, p. 291.

** Joulin, *Traité complet d'accouchements*. 1867, p. 295 ; art. *Nutrition du fœtus*.

» Il résulte de ce court exposé que trois causes s'opposent à l'absorption, par la peau, de l'eau et des sels qu'elle tient en dissolution : 1° la couche graisseuse qui lubréfie cette membrane et y adhère dans toutes ses parties ; 2° la nature du liquide dans lequel plonge le corps ; 3° la structure lamelleuse et imbriquée de l'épiderme.

» Tous ces faits autorisent-ils à dire d'une manière absolue que la peau n'absorbe pas lorsqu'elle est dans le bain ? Non, sans doute. Jusqu'ici nous n'avons examiné qu'une des conditions dans lesquelles la peau peut se trouver, nous l'avons supposée saine et intacte, et tout ce que nous avons dit est alors d'une exactitude rigoureuse ; mais admettons actuellement que la peau est malade, qu'elle est atteinte d'une éruption herpétique qui, la rendant sèche, détruise la sécrétion huileuse normale, ou qu'il y ait une blessure, des ulcères ou des crevasses, ces conditions nouvelles changent la fonction et rendent possible, quelquefois même très-active, l'absorption cutanée. Or, dans l'exemple cité d'absorption opérée dans le bain la femme portait, sur le dos et sur la poitrine trente taches, plus ou moins grandes, de lèpre vulgaire, affection qui, en détruisant la matière sébacée, rendait la peau sèche, et permettait que l'absorption devînt possible dans cette partie de la membrane cutanée.

» Ce fait ne démontre-t-il pas qu'on commet une grosse erreur lorsqu'on compare des choses qui ne sont pas comparables entre elles ?

» Nous venons d'examiner les causes qui s'opposent à l'absorption des liquides aqueux par la peau ; étudions maintenant les conditions favorables à l'accomplissement de cette fonction.

» L'état et la nature des corps ont une influence décisive sur la faculté absorbante de la peau.

» Les corps se présentent sous trois états : gazeux,

liquide ou solide ; leur propriété de pénétration dans l'organisme dépend de la ténuité de leurs molécules, ou de la faculté qu'ils possèdent de dissoudre la couche graisseuse étendue sur la peau :

» 1° Les molécules de tous les corps à l'*état gazeux* étant d'une infinie petitesse, pénètrent à travers les pores de la peau ; l'absorption de l'oxygène atmosphérique est indispensable à l'hématose ; si, accidentellement ou expérimentalement, la peau vient d'être enduite d'un corps qui en obstrue les pores et s'oppose d'une manière durable à l'introduction de l'oxygène, le sang n'est plus suffisamment revivifié, et l'asphyxie est inévitable.

» C'est à l'introduction de l'oxygène et à son action sur le derme irrité qu'est due la douleur vive occasionnée par les brûlures récentes. On la fait cesser à l'instant en s'opposant à l'introduction du gaz par l'application d'une couche épaisse de coton, ou bien d'une couche d'une solution concentrée de gomme arabique recouverte aussitôt d'une large lame de baudruche, ou bien de collodion ou de tout autre corps ayant une action analogue.

» 2° *Les liquides* qui passent facilement à l'état gazeux sont absorbés également avec promptitude lorsqu'ils possèdent la propriété de dissoudre la graisse ou de se mêler exactement avec elle ; tels sont l'éther, le chloroforme, l'alcool, les huiles essentielles, la benzine, la térébenthine, etc. ; il suffit d'une cuillerée d'essence de térébenthine, ou d'essence de thym, de lavande, de romarin, etc., mêlée à l'eau d'un bain pour occasionner une irritation si vive que le séjour y est promptement impossible.

» 3° *Les corps solides*, susceptibles de se volatiliser, pénètrent également dans nos tissus par l'absorption : tels sont le camphre, le musc, le castoréum, etc. Les cantharides appliquées sur la peau, ne déterminent la vésication que parce que la cantharidine, volatisée par la chaleur et dissoute dans la graisse, pénètre jusqu'au derme, et quelquefois, par la circulation, jusque dans les organes les plus profonds.

» D'autres corps solides, mais réduits à l'état de division moléculaire, sont encore susceptibles d'être absorbés lorsqu'ils sont mêlés à de l'axonge ou à de l'huile, constituant ainsi des pommades ou des liniments. Dans ces conditions, la friction qu'on opère sur la peau dissout ou mêle avec le nouveau corps gras la couche graisseuse naturelle et les sels alcalins déposés par la sueur; il se forme un savonule qui nettoie l'épiderme, met les pores en contact avec les corps médicamenteux et en facilite l'absorption; cette fonction s'exerce alors avec une liberté entière; les matières végétales, extraits ou sucs de plantes, ne résistent pas, le mercure, les iodures, les sels nombreux dont la médecine fait usage, pourvu qu'ils soient tous à un état d'extrême division, sont absorbés et pénètrent dans l'organisme.

» L'expérience démontre encore que des substances minérales ou végétales qui, par des causes diverses, viennent à adhérer à la couche graisseuse qui enduit la peau, peuvent, par suite de frottements, de la pression de vêtements ou de bandages, pénétrer dans cette matière, former une sorte de pommade qui met en contact direct, avec les vaisseaux absorbants, les corps étrangers et en permet ainsi l'absorption qu'une analyse chimique directe peut démontrer. Mais ces faits exceptionnels n'infirment en rien les règles que nous avons établies et qui nous autorisent à affirmer de nouveau que la peau saine plongée dans un bain ne peut pas absorber.

» L'utilité d'une friction prolongée se révèle d'elle-même; c'est elle qui facilite et accélère le mélange du corps gras médicamenteux avec la couche graisseuse naturelle ; elle renouvelle les surfaces, et, en irritant la peau, elle en active les fonctions.

» Si nous ne nous trompons, la grande question de l'absorption par la peau, qui depuis fort longtemps divise les médecins, se trouve résolue physiologiquement et expérimentalement. Les incertitudes et les faits contradictoires en apparence s'expliquent actuellement de la façon la plus naturelle. Les erreurs tenaient à ce que la fonction de l'absorption cutanée était considérée dans son ensemble, tandis qu'il fallait spécifier les conditions qui la favorisent et celles qui s'opposent à son accomplissement.

» La majorité des médecins hydrologistes sera-t-elle convaincue ? C'est douteux ; ces messieurs chercheront, probablement, à combattre par quelques expériences incomplètes, ou établies dans des conditions irrégulières, des faits irréfutables et qu'on peut reproduire en tous lieux, mais ils ne parviendront pas indéfiniment à substituer l'erreur à la vérité ; déjà la conversion est presque totalement opérée chez les médecins allemands, elle a aussi d'habiles défenseurs en France, et tous les jours la nouvelle doctrine fait des progrès ; il est vrai que MM. les hydrologistes seront fort embarrassés pour expliquer l'action efficace des eaux minérales, mais leur trouble cessera s'ils veulent bien étudier les ouvrages que j'ai publiés depuis plusieurs années et qui donnent, je le crois, la solution définitive des difficultés qui les arrêtent *.

» Veuillez agréer, Monsieur le Directeur, l'expression des sentiments distingués de votre dévoué confrère.

» SCOUTETTEN ».

* *De l'électricité considérée comme cause principale de l'action des eaux minérales sur l'organisme.* 1 vol. in-8°. Paris, 1864. — *De l'origine des actions électriques développées au*

Ajoutons encore la lettre suivante, publiée récemment, et dans laquelle se trouve une nouvelle erreur concernant l'absorption cutanée ; la lutte ne doit cesser que lorsque la vérité aura définitivement triomphé.

ABSORPTION CUTANÉE.

A M. Henri Favre, rédacteur en chef du journal la France médicale.

« Metz, le 7 mars 1869.

» Très-honoré confrère,

» Vous qui combattez souvent, et avec la plus entière indépendance, l'erreur de quelque part qu'elle vienne, vous me permettrez, je n'en doute pas, d'en relever une *concernant l'absorption cutanée,* qui vient d'être insérée dans votre journal du 6 de ce mois.

» Un honorable confrère, M. le docteur Blanchard, médecin à Maffliers, rapporte avec détails une *observation d'empoisonnement par des lotions avec une décoction de tabac,* déterminé chez le mari et la femme qui s'étaient servis, pour se frotter, d'une décoction faite avec savon noir, 40 à 50 grammes, et tabac en carotte, 60 grammes pour trois litres d'eau, qu'on laissa réduire par l'ébullition à deux litres ou un litre et demi.

» Des accidents graves d'empoisonnement survinrent le même jour, vers huit heures et demie du soir, une demi-heure après le repas, surtout chez le mari, qui s'était frotté plus vivement et plus longtemps que sa

contact des eaux minérales avec le corps de l'homme et de l'absorption par la peau. In-12. Paris, 1866. (Extrait de la *Gazette des eaux,* Juillet 1866.)

femme ; ces accidents furent heureusement combattus par une médication convenablement appropriée.

» C'était pour une éruption à la peau, considérée d'abord comme étant la gale, que ce remède fut employé. Plus loin, l'auteur ajoute : « La peau de Mme B..., très-fine, blanche, ne présente pas seulement la trace du moindre bouton, *ce qui est de la plus grande importance à noter ;* celle du mari présente quelques boutons d'*acne sebacea,* mais en petit nombre. Il n'y a aucune éraillure du tégument, ni dartre, ni plaie, qui puisse expliquer l'absorption autrement que par la peau recouverte de son *épiderme sain.* »

Tous les mots soulignés le sont par l'auteur de la lettre, et il conclut en disant : « Je vois dans ce fait un cas d'absorption cutanée assez remarquable. »

» Les détails donnés par l'auteur de cette observation démontrent parfaitement qu'il est médecin consciencieux, mais ils prouvent aussi qu'il n'a pas profondément étudié la question qu'il traite ; en effet, il déclare que *la peau est recouverte d'un épiderme sain,* et cependant il vient de faire connaître que ses malades avaient été traités pour la gale et que le mari présentait quelques boutons d'*acne.* Évidemment, la peau n'est pas saine lorsqu'elle est ou vient d'être atteinte d'éruptions de cette nature.

» Mais ce n'est là, pour ainsi dire, que le petit côté de la question. Nous avons dit et démontré longuement dans le mémoire adressé à l'Académie de médecine de Paris, et inséré dans la *Gazette des Hôpitaux* (9 février 1869), que la peau peut absorber, mais que cette fonction peut être facilitée, entravée et même empêchée par des causes diverses que nous avons énumérées et décrites ; or, parmi les causes qui s'opposent à l'absorption cutanée se trouve, en première ligne, la présence de la matière grasse sécrétée par les follicules sébacés ; si vous enlevez cette matière, l'absorption reprend sa puissance et les corps mis en contact avec la peau sont entraînés dans l'organisme. Or, qu'a fait le malade dans le cas signalé? il a vivement frotté la peau avec du savon; il a enlevé la couche sébacée qui la recouvrait, il lui a rendu son activité d'absorption, et l'empoisonnement a eu lieu.

» Il y avait deux causes pour qu'il se produisît: 1° le lavage avec le savon enlevant la matière sébacée; 2° les boutons développés sur la peau, ou les cicatrices récentes qu'ils y avaient laissées, formant tous de véritables bouches béantes favorisant l'absorption.

» Cette observation ne prouve donc nullement la réalité de l'absorption cutanée, lorsque *la peau est saine,* elle contribue, au contraire, à confirmer l'exactitude des recherches et des assertions insérées dans le mémoire indiqué et récemment publié dans la *Gazette des Hôpitaux.*

» Veuillez agréer, très-honoré confrère, l'expression des sentiments les plus distingués de votre serviteur.

» SCOUTETTEN. »

BIBLIOGRAPHIE.

Afin de faciliter à nos lecteurs la vérification de nos assertions, nous allons leur indiquer les travaux antérieurs aux nôtres; ils pourront ainsi constater que, malgré d'utiles recherches, il restait de nombreuses lacunes à combler avant de connaître les conditions dans lesquelles la peau doit se trouver pour que l'absorption puisse s'exercer.

HALLER. Elementa physiologiæ corporis humani. — Lausanne. — 9 vol. in-4°. 1757. — Tom. V, pag. 89 et 90. — Haller admettait que la peau pompe l'eau des bains et que c'est pour cela que le corps augmente de poids.

Cruikshank, Williams. Essay on the anatomy of the absorbent vessels of the human Body. — London, 1786, in-4°. — Traduit en français par Petit-Radel, sous ce titre: *Anatomie des vaisseaux absorbants du corps humain.* — Paris, 1787, in-8°. — Ouvrage important, auquel il faut recourir lorsqu'on veut connaître les recherches anatomiques faites à cette époque sur les vaisseaux absorbants, mais ne contenant rien de spécial sur la question qui nous occupe.

Séguin (Armand). Mémoire lu à l'Académie des sciences, en 1792; a paru par extraits dans *la Médecine éclairée par les sciences physiques,* par Fourcroy, tom. III, pag. 232, in-8°, 1792. — Ce mémoire a été publié en entier dans: *Annales de chimie et de physique,* tom. XC, p. 5 et tom. XCII. — Séguin a fait trente-trois expériences sur lui-même, il en déduit que la peau n'absorbe pas.

Lebkucner. Dissertatio quâ experimentis eruitur utrum per viventium adhuc animalium membranas atque vasorum parietes materiæ ponderabiles illis applicatæ permeare queant, necne? Tubingen, 1819, in-8°. — Un extrait de ce travail a paru en 1825 dans: *Archives générales de médecine,* tom. VII, pag. 424, 1825, Paris; on lui a donné pour titre: *Dissertation inaugurale sur la perméabilité des tissus vivants, soutenue sous la présidence d'Emmert.*

Bon travail, mais contenant peu de choses sur l'absorption de l'eau par la peau.

Fodera. Recherches expérimentales sur l'absorption et l'exhalation (mémoire couronné par l'Académie des sciences). — Un extrait se trouve dans: *Archiv. génér. de méd.,* t. II, p. 57. — Paris 1823. — Rien de spécial sur l'absorption cutanée.

Westrumb (A. H. L.). Physiologische Untersuchungen über die Einsaugungskraft der haut. (Meckel's archiv. 1827.)

L'auteur a fait des expériences sur un chien dont le poil du train postérieur était rasé, il a mis cette partie dans un bain contenant du cyanure de potassium, et il déclare avoir retrouvé cette substance dans le sang de la veine cave inférieure.

Westrumb. Mémoire sur cette question : Y a-t-il ou non un passage immédiat des substances appliquées au corps animal, de la surface d'application dans le système sanguin? *Journal complém. du dict. des sc. médic.*, tom. 16, page 225-243. — Paris, 1823.

Collard de Martigny. Recherches expérimentales et critiques, pour servir à l'histoire de l'absorption, *Nouvelle biblioth. médic.*, tom. III, page 5-39. — Paris, 1827. — L'auteur se prononce pour l'absorption de l'eau par la peau.

Collard de Martigny. Expériences sur l'absorption cutanée de l'eau, du lait et du bouillon. — *Archives génér. de méd.*, tom. X, p. 304, — tom. XI, p. 73. — Paris, 1826. — Se prononce pour l'affirmative.

Chaussier. Précis d'expériences faites sur les animaux avec le gaz hydrogène sulfuré. — *Nouvelle biblioth. médic.*, 1827.

Madden. An experimental inquiry in to the physiology of cutaneous absorption. — In medico-chirurg. Review, tom. XXIX, 1838. (Recherches expérimentales sur la physiologie de l'absorption cutanée.) — Partisan de l'absorption.

Magendie. Leçons sur les phénomènes physiques de la vie, tom. I, p. 90. — 1836. — Se prononce contre l'absorption de l'eau par la peau.

Homolle. Expériences physiologiques sur l'absorption par le tégument externe chez l'homme dans le bain. Journal l'*Union médicale*, 1853, p. 462 et suiv. — D'après l'auteur, l'eau pure est absorbée, et non les différents sels qu'elle peut tenir en dissolution.

Bernard (Cl.). Leçons sur l'absorption des gaz et des liquides. — *L'Union médic.*, 1853 et 1854.

Henri Ossian. Essai sur l'emploi médical et hygiénique des bains. — Thèses de Paris, 1855.

Duriau. Recherches expérimentales, ou essai sur l'action physiologique des bains d'eau. — *Archiv. génér. de méd.*, févr. 1856. — L'auteur admet l'absorption dans les bains de 22° à 25° centigrades; à 36° centig. et au-dessus le corps perd en poids au lieu de gagner.

POULET. Recherches expérimentales sur cette question: L'eau et les substances dissoutes sont-elles absorbées par la peau? *Compt. rendus de l'Académ. des scienc.*, tom. XLII, p. 435. — Paris, 1856. — L'auteur se prononce pour la négative.

HÉBERT. Sur l'absorption par la peau. — Thèses de Paris, 1861. — Excellent travail: l'auteur fait remarquer que si l'eau et les dissolutions salines aqueuses mises en contact avec la peau n'attaquent pas l'enduit protecteur qui la recouvre, il n'en est plus de même de l'alcool, de l'éther, du sulfure de carbone et surtout du chloroforme; qu'alors les substances que ces liquides tiendraient en dissolution seraient absorbées tout aussi bien que sur une surface dénudée.

THOMSON. Nouv. expérienc. relativ. à l'absorption cutanée. — *Arch. génér. de médec.* 1862.

SEREYS. De l'absorption par le tégument externe. — Thèses de Paris, 1862. — Bon travail.

DELORE. (X.). De l'absorption des médicaments par la peau saine. — *Compt. rend. de l'Acad. des sciences,* tom. LVII, p. 274. — 1863. — L'auteur a fait 138 expériences; résultats positifs 69, négatifs 60, douteux 9.

PARISOT. Recherches expérimentales sur l'absorption par le tégument externe: note présentée à l'Académie des sciences par M. Cl. Bernard, *Comptes rendus de l'Académie,* tom. 57, p. 327, 1863.

PARISOT. Sur le rôle de l'épiderme en présence de l'eau, du chloroforme et de l'éther, *Comptes rendus,* et tom. LVII, p. 373, 1863.

Ces deux notes font partie d'un mémoire lu à l'Académie de Stanislas, le 9 janvier 1862, ayant aussi pour titre:

PARISOT (Léon). Recherches expérimentales sur l'absorption par le tégument externe. — *Mémoire de l'Académie de Stanislas,* 1862, p. 431. — Nancy, 1863, in-8°.

Les expériences ont été faites d'une manière continue pendant les années 1859, 1860 et 1861. Les conclusions de ce remarquable mémoire sont: 1° les solutions salines ne sont point absorbées par la peau ; 2° l'effet thérapeutique du bain médicamenteux est nul; 3° l'épiderme est une barrière impénétrable que l'eau ou les solutions aqueuses ne sauraient franchir.

WILLEMIN. Recherches expérimentales sur l'absorption par le tégument externe de l'eau et des substances solubles. — *Archiv. génér. de méd.,* numéro de juillet 1863 et suiv.

WILLEMIN. Nouvelles recherches expérimentales sur l'absorption cutanée. — *Archiv. génér. de méd.,* numéro de mai 1864. — Travail très-consciencieux; l'auteur se prononce pour l'affirmative.

MERBACH. Zur Lehre von der absorption durch die menschliche haut (Schmidt's Jahrbücher, 1864). Leçons sur l'absorption par la peau de l'homme.

MOUGEOT (de l'Aube). Notes médicales comprenant des considérations sur l'absorption en général. — L'absorption cutanée des quatre états de la matière. — *Extr. du Bulletin de la Société médicale scientifique de l'Aube,* in-8°, 1865, 116 pages. — Travail remarquable. — L'auteur se prononce contre l'absorption de l'eau par la peau.

BERT. Absorption : voir le *Nouveau dictionnaire* de médecine et de chirurgie pratiques, tom. I, p. 170 et suiv., 1864. — Excellent article.

REVEIL (O.-P.). De l'absorption dans le bain médicamenteux; premier rapport fait à la Société d'hydrologie médicale de Paris, in-8°, 1863.

REVEIL (O.-P.). Recherches sur l'osmose et sur l'absorption par le tégument externe chez l'homme, dans le bain, grand in-8°, 82 pages. — Paris, 1865. — L'auteur conclut en disant (p. 79): *L'absorption dans le bain ne s'effectue que dans des circonstances très-exceptionnelles et très-rares, elle n'a pas lieu dans les cas habituels.*

SCOUTETTEN (H.). De l'origine des actions électriques développées au contact des eaux minérales avec le corps de l'homme, et de l'absorption par la peau, in-12, 1866. — *Ext. de la Gazette des Eaux,* juillet 1866.

ROCHE (L.-Ch.). De l'expérimentation en physiologie et de l'absorption cutanée. — Voir: l'*Union médicale,* n° du 27 novembre 1866. — Bon travail, se prononce contre l'absorption.

Z. ROUSSIN. *Des phénomènes d'absorption cutanée:* Mémoire manuscrit présenté à l'Académie impériale de médecine de Paris, dans la séance du 27 novembre 1866.

Ce travail est imprimé en entier dans les *Annales d'hygiène et de médecine légale,* tome XXVIII, juillet 1867, page 191 ; il est reproduit en grande partie dans le *Recueil de mémoires de médecine et de chirurgie militaires,* tome 18e, troisième série, page 134 ; 1867.

Expériences nombreuses et très-bien faites. On lit dans ce mémoire : « Il résulte des expériences de plusieurs » physiologistes, et notamment de M. le docteur de Laurès, » auquel j'ai prêté mon concours pour les analyses chi- » miques, que des hommes et des femmes ont pu séjourner » depuis une heure jusqu'à cent heures, et même au delà, » dans un bain renfermant de 200 à 400 grammes d'iodure » de potassium, sans qu'aucune trace d'iode ait pu être » décélée dans les urines et les crachats colligés durant » ces expériences. »

Ces faits confirment ce que nous avions avancé, le 18 avril 1866, dans la séance de l'Association scientifique de France, ainsi que ce que nous avions écrit précédemment dans notre ouvrage ayant pour titre :

« H. SCOUTETTEN. *De l'électricité considérée comme cause principale de l'action des eaux minérales sur l'organisme,* 1 vol. in-8°. Paris, 1864. »

DEMARQUAY. Recherches sur l'absorption des médicaments faites sur l'homme sain. — L'*Union médicale,* n° du 3 janvier 1867. — Il en existe un tirage à part, grand in-8°, 1867.

L'auteur termine son travail en disant : « Quelle que soit » l'opinion que l'on adopte, il faudra toujours conclure, avec » M. Roche, que si l'absorption par la peau a lieu, cette » absorption par la peau est tellement faible qu'elle est sans » valeur au point de vue thérapeutique, p. 18. »

CONCLUSIONS GÉNÉRALES.

Connaissant désormais les conditions qui facilitent ou entravent l'absorption de la peau, nous pouvons espérer que l'erreur ne primera pas indéfiniment la vérité ; déjà la Société d'hydrologie de Paris avait nommé, le 19 janvier 1863, une commission composée de MM. Amussat, Bourdon, Denos, Grandeau, Lecomte, Moutard-Martin, et Reveil, rapporteur. Cette commission, après une courte discussion, n'avait point hésité à formuler son opinion en ces termes :

« *Dès aujourd'hui*, dit-elle, *et avant toute expérience,* » *la Commission est convaincue que la peau de l'homme* » *n'est pas la voie choisie par la nature pour faire pé-* » *nétrer les liquides dans l'économie ; si la pénétration* » *a lieu, elle est certainement insuffisante pour expli-* » *quer l'action thérapeutique des eaux minérales ; il* » *n'y a pas, à notre avis, une liaison entre ces deux* » *faits : absorption par la peau et action médicatrice* » *des eaux**. »

Après cette déclaration nous devions penser que la Société d'hydrologie de Paris se mettrait sérieusement en devoir de dissiper les derniers doutes sur la ques-

* *Annales d'hydrologie médicale de Paris,* tome IX.

tion, il n'en a rien été ; la Commission s'est dissoute d'elle-même, plusieurs des honorables membres qui la composaient sont morts, d'autres ont quitté Paris ; six ans se sont écoulés sans que la lumière se fît ; cet état de choses ne saurait se prolonger, la conscience impose le devoir, aux médecins hydrologistes surtout, de démontrer, par des expériences régulières, faites sur l'homme, quelles sont, dans des conditions physiologiques ou pathologiques, les véritables fonctions de la peau ; on ne peut admettre que nous léguerons ce soin aux successeurs du dix-neuvième siècle.

Note omise par erreur et qui, par ordre chronologique, doit venir après Réveil, pag. 24.

DE LAURÈS. — *Recherches expérimentales sur les phénomènes d'absorption par la peau dans le bain.* — Mémoire contenant la relation de dix-sept expériences.

En résumé, dit l'auteur de ce travail, si l'on excepte plusieurs expériences dont le résultat positif ne saurait infirmer les résultats négatifs d'expériences beaucoup plus nombreuses, mes recherches expérimentales de 1864, 1865, 1866, prises dans leur ensemble, aboutissent à cette conclusion :

« Que la peau revêtue de son épiderme ne laisse point » pénétrer dans l'économie les solutions d'iodure ou de » ferro-cyanure de potassium, puisque l'analyse chimique » ne parvient pas à démontrer la présence de ces sels dans » l'urine ou dans la salive, soit après l'immersion plus ou » moins prolongée dans un bain, soit après le badigeonnage » de toute la membrane tégumentaire. »

Annales de la Société d'hydrologie médicale ; Paris, tom. XIII, pag. 62.

Metz. — Imp. F. Blanc, 1869.

www.ingramcontent.com/pod-product-compliance
Ingram Content Group UK Ltd.
Pitfield, Milton Keynes, MK11 3LW, UK
UKHW021028200726
13857UKWH00004B/1655

9 782012 466883